LES
PHÉNOMÈNES DE L'ATTENTION

LEUR NATURE, LEURS MODALITÉS

CAUSERIE PHYSIOLOGIQUE

PAR

Le docteur CHAPOY

Chef des travaux anatomiques et professeur suppléant a l'École de médecine
Chirurgien adjoint de l'hôpital Saint-Jacques de Besançon
Lauréat de la Faculté de médecine de Paris.

— + × + —

BESANÇON

IMPRIMERIE DODIVERS ET Cie, GRANDE-RUE, 87

1885

LES

PHÉNOMÈNES DE L'ATTENTION

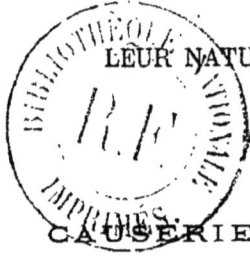

LEUR NATURE, LEURS MODALITÉS

CAUSERIE PHYSIOLOGIQUE

PAR

Le docteur CHAPOY

Chef des travaux anatomiques et professeur suppléant à l'Ecole de médecine
Chirurgien adjoint de l'hôpital Saint-Jacques de Besançon
Lauréat de la Faculté de médecine de Paris.

———— +*+ ————

BESANÇON

IMPRIMERIE DODIVERS ET Cie, GRANDE-RUE, 87
—
1885

PREMIÈRE PARTIE.

I

MESDAMES, MESSIEURS [1],

Si quelque chose peut reposer l'esprit, au milieu des agitations et des bouleversements de notre époque, c'est assurément le spectacle consolant de l'alliance qui tend à s'établir entre les différentes branches des connaissances humaines. Notre siècle, fécond en grandes choses, s'il a beaucoup détruit, a aussi beaucoup édifié. Grâce à ses progrès, le domaine des arts et des sciences s'accroît de jour en jour ; leur nombre lui-même augmente ; leurs points de contact se multiplient à l'infini. De leurs relations plus fréquentes est née une sympathie de bon aloi ; toute rivalité mesquine qui les contraignait, isolément ou par groupes, à une défiance réciproque, a presque entièrement disparu ; et leur marche, mieux éclairée et plus sûre, s'accélère avec une sage lenteur vers le but qui doit couronner leurs unanimes efforts.

Nous ne sommes plus, en effet, à ce temps si rapproché en apparence par sa date, si lointain en réalité par ses tendances, où la sculpture et la peinture, non contentes de témoigner à la musique le plus superbe dédain, se jalousaient encore entre elles, et s'épuisaient en querelles stériles sur le principe de leur supériorité relative. La médecine a perdu l'ha-

---

(1) Discours prononcé à la séance publique de la Société d'Emulation du Doubs dans la grande salle du Palais de justice de Besançon.

bitude de traiter la chirurgie comme une humble vassale ; elle voit en elle une sœur cadette, à laquelle elle prête l'aide de son expérience, tout en lui demandant le secours de son bras. La physiologie, cette étude si passionnante de la vie, n'a pas tardé à reconnaître tout ce que lui apportaient d'essentiel les données exactes de l'anatomie : elle a marché à pas de géant, depuis que la physique, la chimie, la mécanique lui ont apporté leur indispensable concours. Restait la psychologie, cette science non moins passionnante de l'âme. Jusqu'à nos jours, elle avait affecté une indépendance aussi orgueilleuse que discutable. Impuissante à définir son objet, à en déterminer la nature et à lui assigner des limites, elle avait la prétention de résoudre les plus difficiles problèmes, sans aucun emprunt étranger. Les recherches physiologiques, en établissant d'une façon irréfutable certaines propriétés fondamentales du système nerveux, ont enfin convaincu les philosophes qu'avant d'envisager l'homme intellectuel et moral, il est nécessaire, sous peine de confusions innombrables, de connaître l'homme physique. Le psychologue a pris le scalpel pour analyser les organes ; le physiologiste de son côté a mieux étudié les rapports de la matière et de l'esprit. Voilà pourquoi un médecin que l'on aurait hier considéré comme un profane, peut se permettre aujourd'hui de toucher à l'arche sainte. Quelques savants ont même avancé que la psychologie « doit appartenir en propre au médecin physiologiste et au médecin physiologiste seul.[(1)] ». Si exclusive que cette doctrine paraisse au premier abord, je la crois cependant édifiée sur les bases les plus solides, et j'espère dans la modeste étude que j'ai l'honneur de vous soumettre, vous faire partager cette idée, qu'il n'est peut-être pas inutile, si spiritualiste qu'on soit, de se souvenir qu'on a un corps. Mon intention n'est point de vous exposer tous les faits qui militent en faveur de cette

---

(1) Luys, *Le Cerveau et ses fonctions*, Paris, 1876. Préface, p. X.

thèse. Plus humble sera mon rôle. N'ayant pas le talent des grands maîtres qui jettent sur une toile immense l'ébauche d'une œuvre colossale, et qui, sans perdre de vue l'ensemble, soignent jusqu'à la perfection les plus minutieux détails, je me contenterai d'esquisser un coin restreint de ce gigantesque tableau mouvant qui se déroule avec une rapidité prodigieuse sur la frontière insaisissable du cerveau et de la pensée. C'est de l'*attention* que je me propose de vous entretenir. J'apporterai toute la mienne à vous parler clairement : vous avez trop de bienveillance pour ne pas mettre toute la vôtre à m'écouter.

II

Personne ne conteste aujourd'hui, que le *système nerveux* soit le siège de la sensibilité, l'agent des mouvements de tous ordres, le régulateur des fonctions de la vie végétative. C'est exclusivement en lui que les sensations diverses retentissent et que s'élaborent les phénomènes intellectuels. Il nous présente d'abord des masses centrales, dont l'une, de forme ovoïde, contenue dans le crâne, porte le nom *d'encéphale*, et comprend comme organe principal le *cerveau* subdivisé en deux hémisphères [1], et dont l'autre, mince et allongée, placée dans l'étui formé par la colonne vertébrale, s'appelle la *moëlle épinière*. Deux *substances* concourent à la formation de ces masses ; l'une *grise*, composée essentiellement de *cellules* plus ou moins ramifiées ; l'autre *blanche*, constituée par des *fibres*. Les cellules voisines s'anastomosent entre elles [2] ; les fibres servent à mettre en communication les cellules éloignées. Dans la moëlle, la substance grise occupe seulement la partie centrale ; dans l'encépbale, à part quelques noyaux gris à l'intérieur, la plus grande partie de

---

(1) Pl. II, fig. 1.
(2) Pl. II, fig. 2.

la substance grise est à la surface, et constitue presque en totalité les *circonvolutions*, sortes de cylindres aplatis latéralement et séparés par des *sillons* plus ou moins profonds.

Ces centres ne rempliraient en aucune façon le rôle auquel ils sont destinés, s'ils n'avaient des racines pour leur apporter les renseignements puisés à la périphérie du corps ou dans l'épaisseur des tissus, et des branches pour signifier leur détermination dans toutes les communes du territoire. Ils ressembleraient à une pile ou à une batterie électrique sans conducteurs, à un gouvernement sans relations avec le pays. Aussi la nature nous a-t-elle pourvus de *fibres nerveuses*, c'est-à-dire de ces organes délicats, disséminés sous forme de cordons blancs, jusqu'aux extrémités du corps, se terminant d'une part dans un organe quelconque, d'autre part aboutissant à une cellule. Parmi ces fibres, les unes, dites *sensitives* ou *centripètes*, sont chargées de télégraphier les demandes ; les autres, de structure absolument semblable, mais de rôle complétement différent, dites *motrices* ou *centrifuges*, ont pour mission de transmettre les réponses : mais la vitesse de propagation est ici bien moindre que pour la lumière, l'électricité et même le son ; elle est de 25 à 30 mètres par seconde. Pour mieux résister aux tiraillements que le fonctionnement régulier des muscles ne peut manquer de leur faire subir et surtout aux secousses violentes que leur impriment les mouvements exagérés ou désordonnés, véritables tempêtes musculaires, elles se groupent, s'accolent pendant une partie de leur trajet et constituent des câbles de différentes grosseurs auxquels on donne, suivant leur importance, le nom de filets ou de nerfs.

En dernier lieu, au point où naît la fibre nerveuse sur une surface sensible, comme au point où se termine la fibre motrice dans un muscle, se trouvent les *organes nerveux périphériques*, véritables commutateurs du mouvement (1).

---

(1) Pl. II, fig. 4.

III

Permettez-moi maintenant une comparaison. Toutes les fibres sensitives arrivent au groupe des cellules de la moëlle, c'est-à-dire à ce que l'on nomme dans un état l'administration ; administration modèle qui sait exactement maintenir la balance entre les recettes et les dépenses et dont les avertissements sont d'autant mieux écoutés, qu'elle opère d'habitude sans bruit et sans secousses, à la satisfaction générale. C'est aussi de ces cellules de la moëlle que sortent toutes les fibres motrices.

Supposons qu'une impression vienne à influencer une fibre sensitive ; si cette impression est modérée, elle passera inaperçue en haut lieu ; si, au contraire, elle est violente, le ministère en sera de suite sérieusement informé. Or ici le ministère, c'est la substance grise qui entoure, comme d'une écorce, la portion de l'encéphale que l'on appelle le cerveau. Les mille correspondances qui viennent à chaque instant l'assaillir, sont pour la plupart sans résultat et dorment dans quelque carton ou du moins dans quelque cellule ; d'autres occasionnent une agitation momentanée ; quelques-unes une véritable perturbation et peuvent amener à la fois la chûte du cabinet et la ruine de l'intelligence.

Entre l'administration, en relations directes avec le pays, et réglant un grand nombre d'affaires, et le gouvernement qui ne s'occupe que des plus importantes, se trouvent les *corps striés*, c'est-à-dire la Chambre des députés, centre des mouvements par excellence, et les *couches optiques* qui représenteront, si vous le voulez bien, le Sénat, puisque leur rôle, je dois l'avouer, n'est pas encore démontré clairement, et, partant, est très discuté. On s'accorde bien à reconnaître que toutes les impressions y arrivent, mais on ne sait au juste si elles y sont parfaitement interprétées.

Il est encore un point sur lequel il existe des divergences.

Pour les uns, le ministère fonctionne seul ; pour les autres, il y a au-dessus de lui un président à vie ; d'autres enfin, reconnaissent à celui-ci une limite dans le passé et ne lui en donnent pas dans l'avenir. Toujours identique, ne subissant les fluctuations ni du dedans ni du dehors, ce président serait le *moi*, le moi conscient qui apprécierait dans son immuable sérénité, les dangers et les avantages que présentent pour tous, les décisions qui sont prises en son nom.

Enfin c'est dans le *cervelet* que se trouve le siège principal de deux centres correspondants l'un à l'armée et l'autre à la magistrature et assurant l'exécution régulière des lois, c'est-à-dire coordonnant les mouvements.

IV

Pour qu'un phénomène se produise dans cet immense appareil, il suffit qu'une fibre sensitive en rapport avec les centres soit excitée, qu'elle ébranle une cellule quelconque, aussi bien de la moëlle que de l'encéphale, et que celle-ci, en réagissant produise un mouvement. C'est là ce qu'on nomme la *sensation* qui comprend donc trois temps, l'*impression*, la *réception*, le *mouvement*. On ne saurait mieux comparer ce phénomène qu'à celui de la réflexion de la lumière.

Mais pour que le moi devienne conscient, pour que, en d'autres termes, nous ayons connaissance de la sensation, pour qu'il y ait *perception* de cette sensation, plusieurs conditions doivent être réalisées.

Tout d'abord il est nécessaire que l'impression arrive à la couche grise du cerveau.

A la partie superficielle des circonvolutions nous rencontrons des cellules de deux ordres : les unes superficielles, qui sont petites et étoilées, les autres profondes, qui sont plus grosses et de forme pyramidale (1).

---

(1) Pl. II, fig. 3.

Comme on trouve dans la moëlle des cellules de même nature et que l'expérience a établi la sensibilité des petites cellules et la motilité des autres, quelques auteurs leur ont attribué, mais par analogie seulement, des rôles similaires. Voici donc ce qui se passe à l'état normal : l'impression produite sur un filet sensitif met successivement en action toutes ses molécules. Peu importe que ce soit un « écoulement de fluide, (fluide ou influx nerveux comparable au fluide électrique), une décomposition chimique, une transformation isomérique, un déplacement moléculaire (1). » Acceptons que ce soit une vibration (2) ; celle-ci se propage le long de la moëlle et va retentir dans une cellule sensitive de la périphérie cérébrale.

Sectionnez la moëlle sur un de ses points, excitez aussi violemment que possible le département qu'elle tient sous sa dépendance, au-dessous de la lésion, l'administration locale répondra machinalement à la dépêche par un mouvement réflexe, mais ce mouvement sera inconscient. Détruisez les cellules grises périphériques du cerveau, l'animal recevra encore les impressions, mais les mouvements auront perdu tout caractère de spontanéité. Il obéira comme un automate ; la volonté aura complètement disparu.

Cependant toute impression, même perçue, arrivant à la couche corticale, n'amène pas fatalement, nous l'avons laissé entendre, la connaissance de son objet. Il faut encore que les extrémités nerveuses aient reçu d'une façon spéciale l'excitation et que celle-ci, plus ou moins transformée et épurée, provoque dans la cellule où elle se précipite un état particulier d'éréthisme et de tension. Arrêtée un instant dans sa

---

(1) BEAUNIS, *Nouveaux éléments de physiologie humaine;* Paris, 1881, t. II, p. 495-496.

(2) Pour éviter la répétition trop fréquente d'un même terme, les mots *vibration et ondulation* seront employés indifféremment dans le cours de ce travail, malgré la différence réelle des phénomènes qu'ils servent à désigner.

course, la vibration animalisée qui a succédé à une impression mécanique va subir dans l'espace plus large où elle se meut une sorte d'élaboration, à la suite de laquelle naîtra l'idée.

Ce n'est pas mon intention de rechercher le comment et le pourquoi de cette mutation d'un mouvement en pensée. Les plus hautes intelligences se sont brisées contre les portes d'airain qui nous cachent ce mystère et j'ai trop de fois relu les fables du bon La Fontaine pour ne pas me rappeler le malheureux sort d'une grenouille trop prétentieuse.

Peut-être est-ce même parce que j'ai beaucoup d'inclination pour ce grand poëte, si apprécié par chacun pour ses œuvres, si mal jugé par beaucoup dans sa vie privée, pour cet esprit profond si injustement classé parmi les gens distraits, que je vous parle en ce moment de l'attention. Nous sommes bien loin de notre sujet, ce vous semble ; détrompez-vous, nous assistons à sa phase la plus émouvante.

V

La cellule s'est érigée ; l'ondulation s'étend peu à peu jusqu'à ses parois ; un phénomène physico-chimique, en même temps qu'une transformation de forces, s'opère dans son intérieur : une chaleur locale se dégage [1], pour témoigner de l'acte intime qui s'accomplit. Les cellules les plus proches comme les plus éloignées participent à cet ébranlement et toute la substance grise vibre à l'unisson, grâce aux nombreux fils qui en unissent toutes les parties ; car, comme l'a dit M. Vulpian sous une forme aussi exacte que concise : « On peut se représenter chaque hémisphère cérébral comme « une masse nerveuse composée de substance grise et de « substance blanche et dans laquelle naissent ou se ter- « minent des fibres qui se terminent ou naissent par l'autre

---

(1) SCHIFF, *Arch. de physiologie*, 1870.

« extrémité dans le corps strié et la couche optique du côté
« correspondant ; la masse cérébrale, proprement dite, d'un
« côté étant reliée à celle de l'autre côté par d'innombrables
« fibres commissurales (1). »

Pour les physiologistes actuels l'attention n'est autre chose
que le temps pendant lequel les cellules du *sensorium*
tombent pour ainsi dire en arrêt et retiennent l'impression
afin que la conscience en prenne d'abord connaissance et que
le mouvement soit dirigé ensuite suivant le mode le plus
convenable. J'y verrais plutôt une propriété de la cellule nerveuse en vertu de laquelle elle conserve, à un moment donné,
l'impression, dans un état de vibration suffisante pour que
nous en ayons conscience.

Ce n'est donc pas un acte de volonté comme le veulent la
plupart des philosophes, l'école cartésienne en particulier,
c'est simplement une des formes si variées de l'activité cérébrale. Sans discuter ce qu'est la volonté en elle-même, ad-
mettons que l'âme agisse par un procédé encore inconnu et
peut-être à jamais inexplicable sur la couche corticale. Dira-
t-on, au moment où elle détermine cette modification cellu-
laire d'où va naître l'attention, que la volonté devient atten-
tive.

En vérité c'est confondre la cause avec l'effet et c'est s'exposer à des déductions inadmissibles. J'en trouve une preuve
formelle dans le passage suivant de Garnier où l'Aigle de
Meaux lui-même intervient : « On a dit souvent que l'atten-
« tion était involontaire ; on l'a confondue alors avec la pré-
« occupation causée par un objet qui flatte ou contrarie quel-
« qu'une de nos inclinations. Bossuet les a très bien distin-
« guées l'une de l'autre : « Nous observons quelquefois en
« nous-mêmes, dit-il, une attention forcée, ce n'est pas là
« toutefois ce que nous appelons attention. Nous donnons

---

(1) VULPIAN, *Leçons sur la physiologie du système nerveux*, 1866,
p. 644.

« ce non seulement à l'attention où nous choisissons notre
« objet pour y penser volontairement (1). »

Conçoit-on cette faculté de l'âme tour à tour maîtresse et
esclave? Est-il rationnel d'admettre qu'un homme qui, ayant
toute son attention fixée malgré lui, sur un même sujet, ne
fait pas acte d'attention, sous prétexte qu'il ne le veut pas.
N'est-ce pas, je le répète, confondre la volonté avec ce
qu'elle produit? Autant vaudrait affirmer que l'attention est
une propriété du son qui agit sur notre oreille ou du rayon
lumineux qui tombe sur notre rétine. Comment du reste expliquer avec les données psychologiques pourquoi notre pensée étant fixée avec soin sur un point quelconque, tout à coup
une nouvelle idée se fait jour, sans que notre volonté nous
ait en rien dirigés vers cette sorte d'apparition? Comment
surtout déterminer pourquoi nous arrivons à ne plus pouvoir
détourner notre attention de certains objets quand une excitation a été trop forte ou quand notre volonté a tenu trop longtemps notre esprit fixé et tendu?

Ce que la psychologie ne peut nous dire, la physiologie nous
permettra, nous le verrons, d'en fournir une théorie aussi sa-
tisfaisante que possible.

Mais, objectera-t-on, la matière intime de la cellule varie
incessamment, et cependant nous conservons les impressions, nous nous les rappelons dans un ordre souvent absolument semblable. Cela est vrai. En même temps que la cellule reçoit les impressions qui sont l'aliment de sa fonction,
elle se régénère par un sang nouveau comme tous les organes
de l'économie. Les nouvelles molécules apportées participent immédiatement au mouvement antérieur préexistant,
mouvement que l'âge ou la maladie pourra rendre de plus en
plus faible mais qui ne disparaitra jamais complètement.

« Suivez autant que vous voudrez par la pensée, dit Her-
« bert Spencer, une vitesse qui décroît; il reste encore *quel-*

---

(1) GARNIER, *Traité des Facultés de l'âme,* 1872, t. I, p. 350-351.

« *que* vitesse. Prenez la moitié et ensuite la moitié de la
« somme du mouvement et cela à l'infini ; le mouvement
« existe encore, et le mouvement le plus petit est séparé de
« zéro mouvement par un abîme infranchissable. De même
« qu'une chose quelque ténue qu'elle soit est infiniment
« grande en comparaison de rien, de même encore le mou-
« vement le moins concevable est infini en comparaison du
« repos (1). »

VI

Ici surgit fatalement une question grave entre toutes qu'ont
soulevée, dès le début, les recherches psycho-physiologiques.
Si l'attention est un phénomène, le premier phénomène de
l'activité cérébrale, et non une faculté de l'âme, à quoi celle-
ci va-t-elle se trouver réduite ? La mémoire, la faculté de
comparer, le jugement vont avoir la même origine. La volonté elle-même ne sera-t-elle pas considérée comme ayant
le même principe, puisque l'écorce grise est déjà considérée
comme étant le siège des mouvements volontaires, et que
le mouvement volontaire présuppose la mémoire et un rappel de sensation ? En effet pour toucher volontairement un
corps, nous réveillons dans notre cerveau l'impression de
contact qui doit nous faire juger exactement de la distance.
Laissez-moi d'abord répondre que si, physiologiquement, les
centres nerveux sont le siège des mouvements volontaires,
la cause première du rappel de la sensation est encore in-
connue dans son essence, et que, jusqu'à ce jour, ceux-là
seuls ont voulu mettre à néant la conscience, qui ont intérêt
à faire un bruit passager autour de leur nom et qui ont plus
souci d'une popularité malsaine que de l'exactitude de leurs
affirmations. Mais les savants, vraiment dignes de ce titre,
qui croient le plus à l'origine matérielle de la pensée, ré-
servent cependant le nom d'âme à l'ensemble des qualités

---

(1) HERBERT SPENCER, *Premiers principes*, trad. par CAZELLES, p. 60.

morales par lesquelles l'homme se distingue bien davantage de l'animal que par les facultés intellectuelles. Si tel est le dernier mot de la physiologie psychologique, est-il si nécessaire de redouter ses conséquences ? Craint-on que l'âme humaine semble trop restreinte parce qu'on l'aura privée de quelques ornements factices ? Et faut-il dès lors pourchasser comme une science malfaisante l'étude des centres nerveux sous prétexte de tendances matérialistes ? Un auteur éminent a dit avec beaucoup de modération : « Si c'est être matéria-« liste que de rechercher les conditions matérielles des opé-« rations mentales, toutes les théories de l'esprit doivent être « matérialistes ou insuffisantes (1). » Je le déclare en toute sincérité, la physiologie vraiment scientifique n'a rien qui doive effrayer même les plus timides. Rejetez, combattez à outrance les conclusions hâtives de ceux qui veulent interpréter tous les faits, mais ayez confiance dans ceux qui se contentent de les enregistrer. Les premiers se croiront de suite autorisés à localiser les fonctions cérébrales, les seconds n'admettront celles-ci qu'après avoir été convaincus par des arguments irréfragables. A quoi sert du reste de lutter contre l'évidence ? Pourquoi l'homme qui a tant d'aspiration vers le beau et le bien redouterait-il ce qui est vrai ? Pourrait-il être un instrument du hasard, un jouet de la fatalité, alors que toujours semblable à lui-même, quand toutes les cellules de son corps changent, il sent intimement qu'il conserve sa manière d'être simple et indivisible ?

Que les psychologues deviennent donc physiologistes ; qu'ils imitent ces grands industriels qui sentant l'impossibilité de lutter contre la concurrence étrangère sacrifient résolument leur vieux matériel désormais plus onéreux qu'utile ! Alors ils pourront établir sur un roc inébranlable le magnifique monument qu'ils avaient assis sur le sable. Comme ces cathédrales superbes que l'art chrétien a élevées

(1) I. S. MILL, *Dissertations*, t. III, p. 109.

sur tous les points du globe mais qu'un goût déplorable a surchargées d'indignes matériaux, se dressent plus grandioses et plus imposantes quand une main intelligente les a rendues à leur première simplicité, ainsi l'âme humaine, dégagée de cet amas de facultés d'emprunt sous lesquelles la psychologie l'avait ensevelie se dévoilera plus noble et plus majestueuse dans son admirable unité.

DEUXIEME PARTIE [1].

I

L'attention, comme toute fonction organique, a ses formes, ses degrés, ses variétés, ses perturbations ; elle donne lieu à certains phénomènes réflexes curieux dans leur production, importants dans leurs conséquences ; enfin, elle est susceptible par un traitement approprié de guérir quand elle a été troublée dans son exercice et l'hygiène peut lui donner des règles pour développer, accroître et conserver sa vigueur.

II

Lorsqu'une impression peu intense mais longtemps prolongée, ou bien rapide et forte, a excité les cellules de la substance grise, nous faisons agir les fibres musculaires d'un ou de plusieurs de nos organes des sens afin de faciliter l'arrivée des impressions ultérieures, d'où résultera la connaissance plus approfondie de l'objet. Le premier ébranlement c'est *l'attention proprement dite*. Jusqu'alors on n'avait fait que voir, entendre, sentir, goûter et toucher ; les vibrations actuelles résonnent avec plus d'intensité, c'est alors *l'observation* qui commence ; on écoute, on regarde, on flaire, on savoure, on palpe. Le botaniste qui étudie les caractères d'une plante, le physicien qui surveille la production d'un phénomène, le médecin qui examine les moindres particularités d'un corps malade sont plus que des attentifs, ce sont des observateurs.

---

(1) La planche III représente les formes de l'attention sur une ligne horizontale — ses degrés sur une ligne verticale. — Les formes normales sont reliées entre elles par des traits ponctués.

Mais, lorsque délaissant le monde extérieur, fermant la porte aux émotions du dehors, notre cerveau vit pour ainsi dire sur ses acquisitions passées, alors les sensations se réveillant, nous les créons pour ainsi dire de nouveau : nous réfléchissons. Par la *réflexion* nous n'examinons pas seulement les faits psychiques comme le veulent quelques auteurs ; mais, sans qu'une impression extérieure nouvelle intervienne, nous passons en revue tout le panorama dont les impressions antérieures ont accumulé les détails dans les centres nerveux. Or cette accumulation constitue la mémoire, c'est-à-dire la propriété des cellules de conserver à l'état latent, pour les faire renaître ensuite, les impressions qu'elles ont reçues. Et c'est ainsi que s'expliquent ces idées en apparence toutes nouvelles qui nous viennent dans la réflexion, ces rêves d'une infinie variété qui, en dehors de toute volonté, bercent ou agitent notre sommeil. C'est la représentation exacte de ce qui se passait chez cette hypnotique qui décrivait dans leurs moindres particularités toute une série d'objets qu'elle avait à peine eu le temps d'entrevoir deux ans auparavant.

Je ne crois pas que le langage soit absolument nécessaire pour que la réflexion ait lieu, mais il est l'auxiliaire attitré de toute réflexion profonde. Le sourd-muet abandonné à lui-même n'arrivera jamais à un développement intellectuel tant soit peu marqué ; l'homme qui ne sait que parler progressera moins que celui qui a à sa disposition les signes de l'écriture. On peut même dire que ce dernier s'élèvera d'autant plus dans les régions intellectuelles qu'il aura plus de ressources pour faire revivre ses sensations.

> « Quiconque a beaucoup vu
> « Doit avoir beaucoup retenu. »

Reconnaissez déjà avec moi que l'homme qui a émis une telle pensée ne devrait pas être rangé parmi les gens distraits.

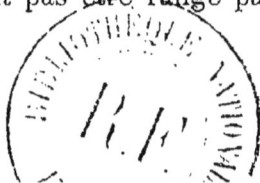

3

III

Les degrés de l'attention sont innombrables. Que de différences sous ce rapport entre les sujets! Cependant si nous négligeons les personnes susceptibles d'une attention ordinaire, nous voyons que les autres sont ou incapables de poursuivre une idée ou assez trempées, par contre, pour s'acharner après elle. Et par une singulière inconséquence, en présence de phénomènes si opposés on qualifie ces individus de la même manière : on dit qu'ils sont distraits. C'est que la psychologie n'a pu encore expliquer l'inégalité des intelligences et des aptitudes productives.

La physiologie, heureusement, nous apprend que suivant telles ou telles conditions d'activité des centres nerveux, « les « impressions seront et plus vives et plus nettes, et plus « profondes et plus multipliées; qu'on ne naît pas plus poëte, « orateur qu'on ne naît mathématicien, naturaliste, savant, « mais qu'on naît avec des sens plus ou moins aptes à rece- « voir les impressions, avec des nerfs plus ou moins aptes « à conduire ces impressions, avec un cerveau plus ou « moins apte à les conserver, à les rapprocher, à les repro- « duire dans leur ordre, dans leur pureté, dans leur viva- « cité (1). »

J'essaierai donc de différencier, physiologiquement, les deux cas que nous avons spécifiés.

Voyez cet homme : « Il descend son escalier, ouvre sa « porte pour sortir, il la referme : il s'aperçoit qu'il est en « bonnet de nuit, et, venant à s'examiner, il se trouve rasé « à moitié ;... il voit que ses bas sont rabattus sur ses talons, « et que sa chemise est par dessus ses chausses. » Suivons-le. Il se heurte à tout dans la rue, se jette dans la première

---

(1) CRUVEILHIER, *Traité d'anatomie descriptive;* Paris, 1871. Avant-propos, p. VII.

voiture qu'il rencontre ou pénètre dans un appartement quelconque comme s'il entrait chez lui. « Il se trouve chez « une jeune veuve ; il lui parle de son défunt mari, lui de- « mande comment il est mort ; cette femme à qui ce discours « renouvelle ses douleurs, pleure, sanglotte et ne laisse pas « de reprendre tous les détails de la maladie de son époux « qu'elle conduit depuis la veille de sa fièvre qu'il se portait « bien jusqu'à l'agonie. « Madame, lui demande Ménalque « qui l'avait apparemment écoutée avec beaucoup d'atten- « tion, n'aviez-vous que celui-là ? » Vous avez tous reconnu le fameux distrait de La Bruyère. C'est bien là le vrai dis- trait, incapable de poursuivre une idée et passant avec une rapidité prodigieuse d'une inadvertance à une autre. C'est que chez lui les cellules assez appropriées, du reste, à rece- voir d'une façon normale le mouvement impressionnant n'ont pas une énergie suffisante pour le conserver jusqu'à ce qu'il donne lieu à la perception consciente.

L'homme abstrait, au contraire, a une idée à laquelle il s'attache ; son cerveau plus vivement influencé sur un point s'est mis tout entier en action pour faciliter l'explosion de la pensée. Aussi tant qu'une impression plus plaisante et plu- sieurs fois renouvelée ne viendra pas l'assaillir, il restera indifférent aux sollicitations extérieures, mais du moins quand il sera rendu à la vie usuelle il ne continuera pas les extravagances du distrait proprement dit.

Les grands génies surtout ont donné des exemples de ce que je nomme exclusivement l'abstraction.

Ici c'est Newton tenant religieusement dans sa main gauche l'œuf que son domestique a préparé pour son déjeu- ner et plongeant délicatement sa montre dans l'eau bouil- lente ; là c'est Ampère, traçant au dos d'un fiacre des for- mules algébriques et courant après son problème ; ou bien, pendant qu'il professe, essuyant le tableau avec un foulard et mettant dans sa poche, après l'avoir consciencieusement plié, le torchon traditionnel.

C'est encore La Fontaine allait assister à un dîner hebdomadaire chez un ami mort depuis quelques jours et dont il avait suivi le convoi. — Ce qui rendait encore plus remarquable l'abstraction du *fablier*, c'étaient les interrogations qu'il posait inopinément à son entourage, en sortant de son sommeil apparent. Un jour, chez Despréaux, dans une réunion de gens distingués où se trouvaient, entre autres, Racine et Boileau le docteur, on causait de Saint-Augustin et de ses ouvrages. La Fontaine resta bouche close. La conversation changea peu à peu de sujet. Tout à coup l'abstrait prit la parole et dit à l'abbé Boileau : « Saint-Augustin avait-il plus d'esprit que Rabelais ? » Le docteur en Sorbonne ainsi interpellé, promena longtemps son regard sur le poète, puis dédaigneusement : « Prenez garde, monsieur de La Fontaine, vous avez mis vos bas à l'envers. » Et c'était vrai. La Fontaine fut peut-être le seul à ne pas s'en apercevoir.

Plongé sans doute dans cette étude minutieuse de la nature qu'il a su peindre en traits si délicats, poursuivant son idée principale, il ne recevait que d'une manière confuse les ébranlements venus du dehors, et, ses réponses tardives et mal adaptées aux questions donnaient un semblant de raison aux philosophes de l'époque qui, ne trouvant dans leur science aucun élément d'appréciation exacte, rangeaient volontiers parmi les insensés cet incomparable observateur.

Mais les grands hommes ne sont pas les uniques victimes de ces sortes d'absences. Tous ceux qui ont une intelligence cultivée et qui sont doués par conséquent d'une attention pouvant être longtemps fixée, présentent des cas analogues.

Un de mes amis se rend au bain, le cerveau en grand travail : il remet ses vêtements et s'aperçoit seulement après qu'il a oublié d'endosser sa flanelle. L'impression unique du contact de la peau avec un autre corps que la laine, n'avait pas suffi à appeler son attention. Un autre ami plus intime encore, dans les mêmes circonstances, entre dans la baignoire, pied après pied, et ne s'aperçoit qu'après la seconde sensation qui lui paraît bizarre, qu'il a conservé ses chaussettes.

Ne riez pas. Combien de fois n'avez-vous pas demandé la canne que vous aviez à la main, le chapeau que vous portiez sur la tête, le porte-plume placé sur votre oreille? Les uns cherchent pendant une heure les lunettes qu'ils ont solidement appuyées sur le nez, les autres moins patients s'emportent contre le valet qui ne peut trouver leur manteau et sont stupéfaits, quand on leur fait remarquer qu'ils en sont déjà revêtus.

La *distraction* est un vice de développement, l'*abstraction* est l'excès opposé. La première par l'éducation aurait pu devenir une attention véritable; la seconde est l'attention poussée à un tel point qu'elle ne saurait aller plus haut sans danger.

N'est-ce-pas de cette manière qu'on peut expliquer pourquoi certains hommes restent toujours sur un plan inférieur, tandis que d'autres montent au sommet de l'échelle intellectuelle ; pourquoi, suivant telle ou telle vigueur de certains points de la couche corticale, tel ou tel sujet sera mieux doué pour les sciences que pour les arts, pour l'histoire naturelle que pour l'arithmétique, pour la musique que pour l'architecture ? Les différences entre les goûts et les opinions ne deviennent-elles pas plus faciles à interpréter et n'entrevoyons-nous pas plus clairement pourquoi Newton avait raison de répondre à ceux qui lui demandaient comment il avait découvert sa grande loi de la gravitation : « C'est en y pensant toujours. »

IV

On peut désigner sous le nom de variétés de l'attention les modifications que nous offre ce phénomène chez les divers individus, d'après l'âge et suivant le sexe et aussi dans la longue série des animaux.

On ne saurait être intelligent sans être attentif; on peut l'être sans être abstrait; car bien des sujets ne manquent pas d'une certaine dose de compréhension, qui ne peuvent se livrer à un travail tant soit peu sérieux et suivi. Comme d'autre part, il est à peu près prouvé que l'intelligence est en raison directe du poids du cerveau ou même de l'encéphale, nous pouvons considérer comme plus attentifs ceux qui ont l'encéphale plus développé. Or celui-ci en moyenne, pèse 1.250 grammes; il peut tomber à un kilogramme, mais il peut monter bien plus haut qu'il ne descend. Il était pour Dupuytren de 1.436 gr., pour notre grand Cuvier de 1.831 gr.: Bérard lui-même fit avec toute l'exactitude possible cette dernière évaluation. On a dit que Cromvell possédait un encéphale de 2.229 gr. et que celui de lord Byron représentait 2.238 grammes. N'oublions pas qu'il s'agit ici d'illustrations anglaises estimées par des procédés d'Outre-Manche. Les Allemands ne mettront-ils pas une épée dans la balance quand ils pèseront sous peu certains cerveaux d'Outre-Rhin?

Le petit enfant passe avec rapidité d'une idée à une autre, car ses cellules n'ont pas encore la vigueur nécessaire pour retenir les impressions; aussi le poëte a-t-il exprimé l'exacte vérité dans ce vers bien connu :

Comme chez les enfants, le rire est près des pleurs !

Mais quand son cerveau aura pris un peu plus de force, alors, dans cet organe, encore vierge pour ainsi dire, l'attention prendra son essor et grandira de jour en jour. A 40 ans, elle arrivera à son apogée, pour diminuer lentement d'abord, puis rapidement ensuite, depuis l'âge de 70 ans. Chez le vieillard, en effet, non seulement le cerveau diminue de poids, mais encore il s'affaiblit par une déperdition incessante; dans sa pulpe grise, il n'y a plus un ébranlement aussi vif; les dernières vibrations semblent n'avoir que peu d'intensité;

elles disparaissent vite et voilà pourquoi le vieillard, ne se souvenant pas des choses de la veille, parce que des cellules atrophiées n'ont pu retenir assez longtemps l'impression, se rappelle les choses lointaines. quand une cellule encore saine vient à résonner sous une influence quelconque et régénère les ondulations premières.

La nature a donné à l'homme environ 100 grammes de cerveau de plus qu'il n'en a concédé à la femme. Je serais profondément désolé, Mesdames, des conséquences que je dois logiquement tirer de cette observation, s'il ne m'était permis de croire, qu'ici comme partout, la qualité peut faire équilibre à la quantité. A l'homme donc les grands travaux de l'esprit qui attachent et entraînent une partie de la substance grise ; à la femme ces occupations multiples et délicates qui sont plus en rapport avec le jeu si doux et si harmonieux de tout son être. Que l'homme possède à peu près seul le don de l'attention, vous voudrez bien le reconnaître ; en revanche je vous accorderai sans réserve le privilège des attentions.

L'attention décroît en allant des races supérieures aux races inférieures. La race germanique a le cerveau plus gros que la race nègre et celle-ci que la race australienne. Et qnand nous étudions l'animal, nous voyons que son encéphale, comparé au poids total du corps est bien moindre que celui de l'homme le moins bien doué. Mais chez lui encore l'attention existe. Non-seulement on l'observe chez les gros mammifères, mais même dans les animaux les plus inférieurs, tant qu'il existe un système nerveux, la cellule viendrait-elle à disparaître pour être remplacée par un simple fil intermédiaire entre la zône d'impression et la zône de mouvement (1). Qu'elle soit aussi rudimentaire qu'on le voudra, on ne peut cependant la considérer comme tout-à-fait nulle. Elle se perd quand le système nerveux lui-même disparaît.

_____

(1) Pl. II, fig. 5.

Pour expliquer l'attention dont est doué l'animal, nous n'avons donc plus à recourir à l'hypothèse toute gratuite d'une âme périssable si puérilement inventée par les cartésiens quand ils n'ont plus osé nier les phénomènes intellectuels, qui se révèlent aussi évidents que nombreux, chez l'éléphant le plus monstrueux comme chez la fourmi la plus petite. Le chien n'observe-t-il pas les mouvements de son maître, et ne reconnaît-il pas au costume de ce dernier s'il doit le suivre à la chasse, s'il doit le laisser sortir seul ?

On a dit que les animaux ne pouvaient réfléchir, n'ayant pas la faculté du langage. Si c'est vrai pour un petit nombre e'est douteux pour la plupart, et faux pour les vertébrés supérieurs.

Qui n'a lu ou entendu le récit de ce drame dont le château de M. Guizot fut le théâtre : une hirondelle trouvant son nid occupé par un moineau, alla de suite conter sa mésaventure à ses compagnes et revint bientôt avec une multitude de celles-ci harceler l'envahisseur. Efforts inutiles ! Ne réussissant pas à le faire sortir, les assiégeants tiennent conseil et bientôt chacun d'eux apportant dans son bec, qui la chaux, qui l'eau, qui le sable, l'assiégé se trouve emprisonné dans son refuge et réduit à mourir d'asphyxie ou de faim.

V

Si les extrémités nerveuses, c'est-à-dire les appareils expéditeurs subissent une modification insolite, si les filets nerveux sensitifs ou transmetteurs sont altérés, si les centres sont atteints de quelque désordre, l'attention sera fatalement entravée dans son fonctionnement. Augmentée parfois jusqu'à un degré extrême, elle peut être diminuée jusqu'à être complètement annihilée.

Pourquoi le myope promène-t-il un regard vague à distance, pourquoi le sourd suit-il difficilement la série d'idées sous lesquelles on le place (1), sinon parce que leurs appareils sensoriels s'orientent mal sous l'influence d'une impression reçue et réfléchie dans des conditions défectueuses ? C'est encore pour la même raison que dans certaines affections nerveuses, où la perte de la sensibilité est plus ou moins complète (l'ataxie locomotrice en particulier), on peut toucher, piquer, brûler certaines régions sans produire autre chose qu'un ébranlement vague n'amenant qu'un acte réflexe de la moëlle épinière et non un mouvement réfléchi du sensorium.

Les chirurgiens ont utilisé la propriété qu'ont certains médicaments d'insensibiliser les extrémités des nerfs ou les cellules pour les opérations douloureuses qu'ils ont à pratiquer. Les anesthésiques, le chloroforme par exemple ne font en somme que suspendre la transmission et par suite l'attention pendant un temps donné.

Chacun sait combien la douleur tient le sensorium en activité et combien, sous son influence, on oublie les choses du dehors pour ne penser qu'à se procurer un soulagement : dès lors les autres impressions s'éteignent presque aussitôt, en jetant une faible clarté dans les centres et l'organisme dépérit faute d'une direction régulière imprimée à son mécanisme.

La section, la rupture, la compression, l'étranglement d'un filet nerveux sensitif entraînent des troubles encore plus complets, la transmission devenant totalement impossible : mais ces troubles restent localisés. Quand au contraire, la transmission se trouve arrêtée dans les centres, c'est-à-dire dans la moëlle et dans le cerveau, dans les couches optiques surtout, l'anesthésie alors est bien plus étendue.

L'observation poussée à son extrême limite prend le nom de *contemplation*. La réflexion, dans les mêmes circonstances, s'appelle *méditation*; c'est une sorte de contemplation interne. Enfin à la suite d'une longue contemplation et

---

(1) LUYS, *Loc. cit.*, p. 176.

d'une. méditation. intense , comme aussi. d'une attention brusque survient un état d'*étonnement,* puis de *stupéfaction,* et chez certains sujets prédisposés le phénomène de l'*absence* ou celui de l'*extase.* L'absence est une des formes du petit mal des épileptiques. Sous l'influence sans doute d'une sorte de commotion ou d'une anémie cérébrale déterminée par l'afflux de sang vers le bulbe, tout à coup le malade cesse son travail ou sa conversation, puis une seconde après reprend son occupation ou son discours et ne se souvient absolument pas de l'accident dont ses interlocuteurs ont pu être frappés. C'est par un mécanisme analogue que l'on peut interpréter cette sorte d'isolement passager dans lequel les gens fortement attentifs se placent si souvent au milieu du plus grand tumulte, comme Archimède à la prise de Syracuse. Eux aussi peuvent ne pas se rendre compte de l'inattention qu'ils ont apportée aux bruits extérieurs et dont leurs voisins ont été témoins ; mais l'irrigation sanguine se concentrant sur un point limité de la zône corticale, l'absence, on le comprend, n'est qu'apparente et partielle. L'extase ne semble être qu'une absence d'une certaine durée. Alors le cerveau a perdu son pouvoir ; il ne comprend plus ou il comprend mal, c'est ce qu'on nomme la condition seconde ; la sensibilité et l'intelligence ont disparu ; la volonté elle-même est tellement affaiblie qu'elle peut être entièrement gouvernée par les idées que suggère un autre individu : c'est ce qu'on appelle la suggestion.

L'excitation longue et légère ou courte mais puissante du sensorium, peut donc amener des perturbations nombreuses. Nous les appellerons objectives ou subjectives suivant que la cause réside dans un objet extérieur ou dans une idée. L'hypochondriaque, éprouvant une douleur au niveau du cœur et croyant qu'il va succomber à un anévrysme ; certains individus délirants, dans le cours de maladies aiguës ou chroniques, sont sous le coup de désordres sensitifs périphériques, dont la ténacité plutôt que l'énergie. irrite leur cerveau. L'homme préoccupé au contraire n'a plus rien qui agisse sur les extrémités nerveuses, mais son attention est invariablement fixée malgré lui, malgré toute sa volonté, sur une pensée qu'il ne peut écarter, parce qu'un certain nombre de ses cellules plus violemment excitées se renvoient le mouvement et l'entretiennent par un rappel continu de sensations toujours identiques. Il est dans la situation de l'organiste, incapable d'exécuter convenablement une mélodie, si quelque soupape altérée laisse arriver constamment l'air, sans que la touche correspondante lui en ait signifié l'ordre formel.

De là à la *monomanie,* il n'y a qu'un pas. La mère qui vient de perdre un enfant adoré, le négociant à qui une dépêche annonce sa ruine, ne peuvent plus chasser l'idée qui les accable, mais du moins cette idée est en rapport avec la cause qui l'a produite. Le monomane, au contraire, aura bien une seule idée, mais une idée étrange : il se croira Dieu, il dira qu'il est damné, il songera qu'on en veut à ses jours ; il combattra quinze ans et vingt ans contre l'entraînement au suicide et il succombera dans la lutte.

Jusqu'ici quelques cellules seulement étaient surexcitées ; mais quand une plus grande partie du cerveau participe à ce désordre, le délire devient général ; les cellules qui fonctionnent avec une vivacité maladive, entraînent chez les autres une diminution de l'excitabilité, de l'énergie potentielle, selon l'expression de Dickson. De là un arrêt et un recul du mouvement, c'est pourquoi l'incohérence la plus bizarre se manifeste dans les pensées : la *manie* est confirmée.

Cependant, le médecin arrive encore chez ces malades à fixer l'attention. Mais quand celle-ci est déprimée outre mesure, quand l'individu n'est plus seulement un distrait susceptible d'éducation réelle, mais un imbécile et surtout un idiot, il appartient alors à cette classe d'êtres incapables de tout progrès, auprès desquels les praticiens les plus habiles échouent fatalement ; car, chez ces infirmes, le système

central n'est pas seul défectueux, mais le système périphé-
rique lui-même n'a pas les propriétés voulues pour bien re-
cevoir les impressions. « Voulant mouler en plâtre un grand
« nombre d'aliénés, dit Esquirol, j'ai pu le faire pour les
« maniaques, même les furieux et les mélancoliques ; mais
« je n'ai pu obtenir des imbéciles qu'ils tinssent les yeux
« assez longtemps fermés pour couler le plâtre, quelque
« bonne volonté qu'ils apportassent à cette opération. J'en
« ai même vu pleurer de ce que le moulage de leur tête
« n'avait pas réussi, entreprendre plusieurs fois, mais vai-
« nement, de conserver la pose qu'on leur donnait, et ne
« pouvoir fermer les yeux plus d'une minute ou deux (1). »

Les paralytiques généraux et les déments chez lesquels le
cerveau est graisseux et atrophié peuvent encore voir et entendre, mais les images, comme les sons, viennent se perdre
dans les cellules, sans renvoyer le moindre rayon, sans
éveiller aucun écho.

Où commencent au juste, me direz-vous, les perturbations de l'attention ? Il n'existe pas plus ici de barrière pré-
cise entre le distrait et l'imbécile qu'entre l'homme sain et
l'homme malade, entre le végétal et l'animal. Et ce n'est pas
d'hier qu'on a prononcé cette phrase célèbre, à laquelle nous
pouvons maintenant donner un sérieux fondement : Le génie
confine à la folie.

VI

Une impression transmise à une cellule sensitive est le
plus souvent assez forte pour s'irradier vers les cellules voisines ; celles-ci peuvent à leur tour être assez ébranlées pour
déterminer des sensations dont nous rapportons l'origine
aux extrémités des fibres nerveuses aboutissant à ces cellules. C'est en vertu de ce principe que les amputés souf-
frent encore du pied quand ils n'ont plus que le moignon de

(1) ESQUIROL, t. I, p. 11.

la cuisse, jusqu'à ce que de nouvelles vibrations attentives les aient habitués à leur nouvelle situation.

Mais ces cellules influencées ainsi par sympathie, en même temps qu'elles créent des perceptions annexes, vont déterminer des mouvements également secondaires ; de là ces mouvements réputés inconsidérés ; de là ces expressions si variées de la physionomie, qui amènent involontairement ces mots sur les lèvres : « Comme cet homme a l'air distrait, comme il paraît absorbé, comme il semble préoccupé ! »

Je ne m'attarderai pas à vous parler des contorsions des idiots, résultat fatal de la mauvaise conformation de leur cerveau ni de l'agitation des maniaques, qui est en raison de l'incohérence de leurs idées.

Sans entrer dans le domaine pathologique de l'attention, nous trouverons assez d'exemples à signaler en nous bornant à l'étude physiologique.

On n'a pas tort de regarder le travail comme une peine et la distraction comme un plaisir. L'homme attentif, soit qu'il observe, soit qu'il réfléchisse, a le visage sillonné de rides verticales, déterminées au front par le muscle sourcilier ; l'homme attristé a de même des rides verticales, seulement elles siègent à la région inférieure de la face. Le distrait a, au contraire, la face épanouie et des rides transversales plus accusées au niveau du front et des joues ; l'homme gai a des rides également transversales, au niveau de la bouche et du nez.

L'homme abstrait marche la tête baissée légèrement et solidement fixée ; il s'isole ; le distrait remue la sienne avec rapidité, toujours à l'affût d'une sensation nouvelle. Le premier gesticule rarement ou du moins ses gestes sont limités et ont une signification ; le distrait est sans cesse en action et sans que ses mouvements aient une raison d'être.

Plus l'attention devient prononcée, plus le corps tout entier tend à se replier sur lui-même. Le penseur croise les jambes et les bras : il ramène une main vers le visage ou soutient la tête avec ses deux mains. De véritables tics se manifestent en même temps. Alors il avance les lèvres et sa bouche fait une sorte de moue ou bien il mord la muqueuse de la joue et sa paupière couvre l'œil presque en entier. Le juge qui écoute une longue plaidoirie ferme même les deux yeux : parfois les intéressés prétendent qu'il dort, les physiologistes aiment mieux croire qu'il réfléchit. Le poète, l'œil ardent, largement ouvert, surexcite son cerveau en passant activement la main dans sa chevelure, frise sa moustache, et se gratte le nez. Dans un moment de travail fébrile, quel est l'écrivain qui n'a pas rongé ses ongles, mordu l'extrémité de ses doigts, frotté vivement ses mains, fixé vaguement son regard, senti son cœur palpiter et sa respiration augmenter de fréquence? Chez l'orateur, l'attention peut devenir si active que les gestes arrivent à devancer la parole. Chez le petit enfant, elle est souvent tellement vive que la face prend l'expression de l'étonnement, que tout son corps se meut et qu'il pousse des cris stridents. L'homme qui écoute s'empresse de tourner la tête du côté d'où vient le son, l'homme qui regarde se penche en avant. Pour apprécier les données des autres sens nous paraissons simplement nous recueillir.

Si l'attention s'accentue davantage, alors la physionomie prend plutôt, par relâchement des muscles, une apparence d'hébétude : la bouche s'entr'ouvre, des paroles ou un sifflement sortent involontairement de nos lèvres; le bâillement survient, et nous pouvons avoir tellement peu conscience de nos actes qu'Ampère, certain soir, rentrant par un orage épouvantable et poursuivi, comme d'habitude, par une équation, coucha tranquillement son parapluie dans son lit et vint se placer dans l'antichambre où sa bonne, en clôturant l'appartement, le retrouva endormi sur un siège.

Un jour — il y a déjà bien loin de ce temps, et pourtant mon oreille gauche en garde encore un cuisant souvenir — un jour, dis-je, j'avais obtenu de l'excellent maître chez lequel;

à six ans, je commençais l'apprentissage du baccalauréat, la permission de quitter l'école à trois heures, pour faire en famille une petite promenade impatiemment attendue. La seule condition qui me fut imposée, était de contenter le maître d'écriture qui devait donner la leçon. Je me mis à la tâche avec une véritable fièvre et la calligraphie allait bon train quand tout à coup un rire, un instant partiel et étouffé, puis bientôt général et éclatant retentit à mes côtés. Tous les regards se tournaient vers moi : surpris, je sentis la rougeur me monter au front. Le professeur jugea à propos de m'envoyer entre deux portes attendre ma sentence. On devine aisément comment elle fut rendue. J'avais, paraît-il, provoqué la gaieté de mes condisciples en fredonnant un joyeux refrain. Eh bien ! je le dis en toute franchise, ma conscience d'enfant fut révoltée de cette décision brusque et aveugle du maître, car j'avais la certitude de n'avoir pas même soupçonné que je chantais, mais, au contraire, de m'être donné de tout cœur au travail. Le psychologue avait cru devoir me meurtrir, le physiologiste m'aurait absous.

Dans combien de circonstances autrement importantes et souvent même tragiques les mouvements involontaires ne se produisent-ils pas ? Nous sommes en ce moment dans un palais où la voix solennelle de la justice s'élève journellement. Reconnaissons, à la gloire de notre temps, que la question des responsabilités, loin d'être mise à l'écart, est au contraire de plus en plus étudiée. Le magistrat fait appel, dans la plus large mesure, à la sagacité des hommes de de l'art ; il s'en rapporte à leur décision, et retient le glaive déjà prêt à frapper les accusés, si le médecin vient, la main sur la conscience, lui rappeler cette parole sublime du Christ expirant : « Pardonnez-leur, car ils ne savent ce qu'ils font. »

VII

Faire naître l'attention est chose bien difficile. Esquirol

pensait qu'on devait, surtout chez les idiots et les imbéciles, s'attacher à ce seul point. Rappeler l'attention quand la maladie a exercé ses ravages dans le cerveau est chose de longue patience et de tact extrême de la part des médecins aliénistes. Les bains, en modifiant l'impressionnabilité des nerfs, les douches sur certains points du crâne, et, par dessus tout, les occupations qui peuvent produire une diversion aux idées des malades en éloignant leur attention de tout ce qui peut surexciter leur sensorium : tels sont les moyens qu'on utilise le plus ordinairement, moyens trop rarement, hélas ! couronnés de succès. Rendons en passant à César ce qui lui appartient. Bossuet avait empiriquement trouvé le meilleur remède contre les perturbations qui nous occupent en disant qu'il faut détourner l'attention ; car on change le cours d'un fleuve, on ne saurait l'arrêter dans sa marche.

C'est pourquoi, au lieu de songer à soigner les maladies de l'attention, il est préférable de chercher à la développer, à l'entretenir et à la préserver.

Surveillez avec soin les organes des sens de l'enfant. Variez ses travaux et même ses récréations. Qu'un long sommeil suspende du moins ses observations puisque ses cellules doivent être encore fatiguées par les rêves. Évitez qu'une impression trop vive ne vienne dissocier, si je puis m'exprimer ainsi, sa pulpe cérébrale, mais aussi sachez l'accoutumer peu à peu à connaître les objets et à rechercher les causes des phénomènes qui le frappent. Il arrivera à l'adolescence, à la jeunesse et à l'âge mur, bien préparé pour les professions de tous ordres. Il ne sera pas un distrait, il sera un attentif. L'abstraction ne manquera pas de le saisir de temps en temps. Qui de nous n'a jamais senti sa robuste étreinte ? Bienheureux du moins ceux qui peuvent dans la régularité de leur vie mêler l'utile à l'agréable, passer à volonté des études arides aux exercices corporels et qui trouvent des périodes de calme et de repos pour permettre à leur système nerveux de réparer ses forces épuisées !

De même, en effet, que l'attention progresse depuis l'enfance, acquiert toute sa vigueur à l'âge mûr et décroît dans la vieillesse, de même dans chaque cas où elle s'exerce, elle s'aiguise d'abord, devient plus pénétrante ensuite, et ne tarde pas à s'émousser, si de nouvelles impressions excitant de nouvelles cellules ne viennent redonner au cerveau une activité semblable sur un point différent. Voilà pourquoi nous passons si volontiers de l'assujettissement pénible de nos labeurs quotidiens à la lecture d'une œuvre littéraire, à la contemplation des travaux et des gravures, à l'audition d'une symphonie et pourquoi aussi les voyages, avec les infinies variétés de vibrations qu'ils provoquent résument le délassement de l'esprit dans sa forme la plus complète. N'est-ce pas en revanche pour la même raison qu'après quelques jours de vacances chaque année, après quelques instants accordés chaque jour aux beaux-arts, l'attention se reporte plus aisément aux plus difficiles études? C'est un fait que vous avez tous constaté dès longtemps et dont vous aurez une preuve de plus aujourd'hui. Votre attention s'est éveillée aux premières paroles de notre sympathique président; elle était dans sa plénitude à la fin de son discours : mon travail l'a soumise à une rude épreuve. Je redouterais même de l'avoir fatiguée, si je ne m'étais adressé à des cerveaux de haut poids, à des intelligences d'élite, à des âmes indulgentes. En tous cas, je juge ma responsabilité moins grande, puisque les ordonnateurs de cette séance ont su placer le remède si près du mal, et que, en hôtes délicats et prévoyants, ils vous offrent, pour reposer vos cellules en émoi, les charmes séduisants de la poésie et les délicieuses jouissances de la musique.

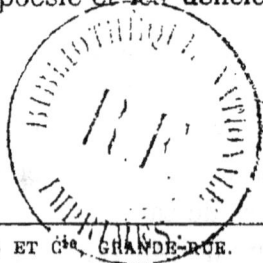

BESANÇON. — IMPRIMERIE DODIVERS ET Cie, GRANDE-RUE.

Pl. I.

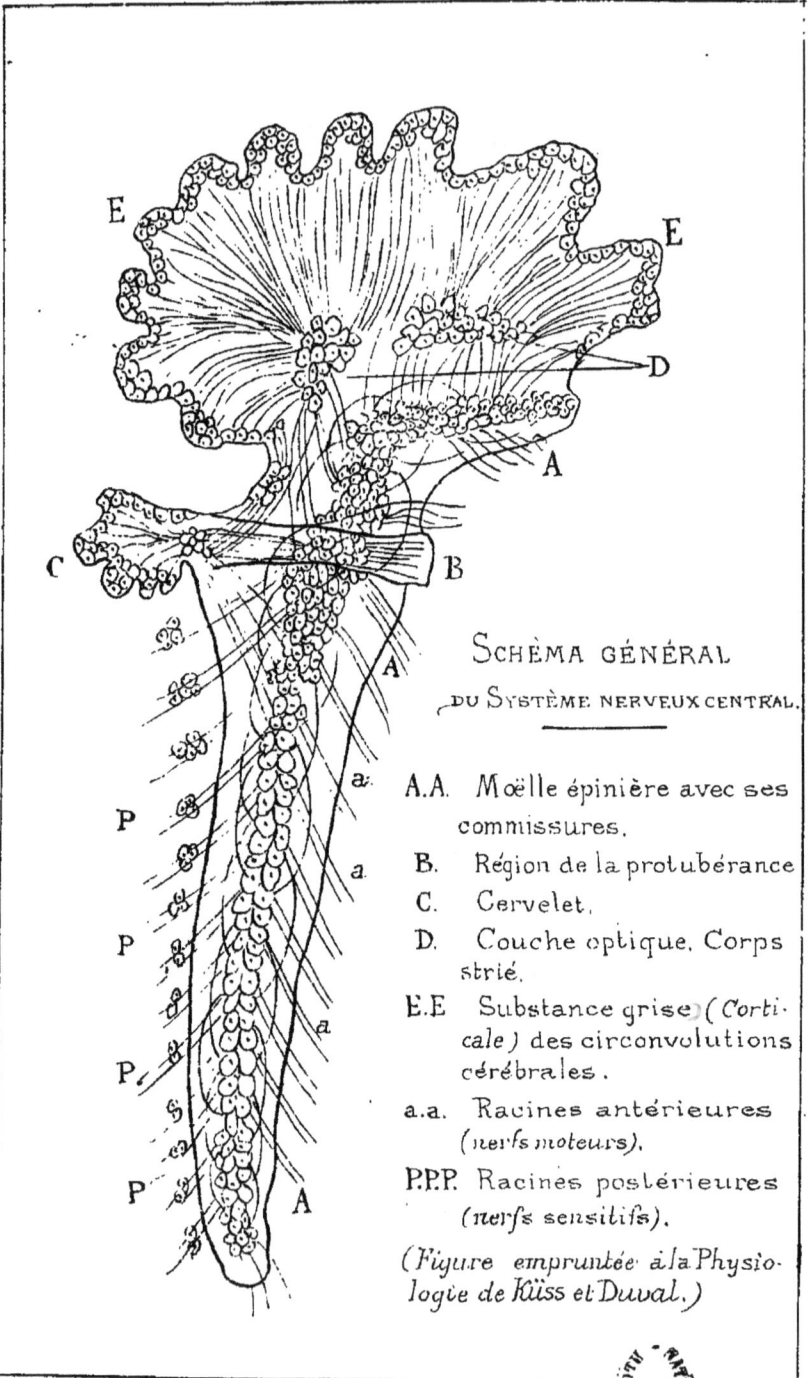

SCHÈMA GÉNÉRAL
DU SYSTÈME NERVEUX CENTRAL.

A.A. Moëlle épinière avec ses
      commissures.
B.   Région de la protubérance
C.   Cervelet.
D.   Couche optique. Corps
      strié.
E.E   Substance grise (Corti-
      cale) des circonvolutions
      cérébrales.
a.a. Racines antérieures
      (nerfs moteurs).
P.P.P. Racines postérieures
      (nerfs sensitifs).

(Figure empruntée à la Physiologie de Küss et Duval.)

PHÉNOMÈNES DE L'ATTENTION.

Pl. II.

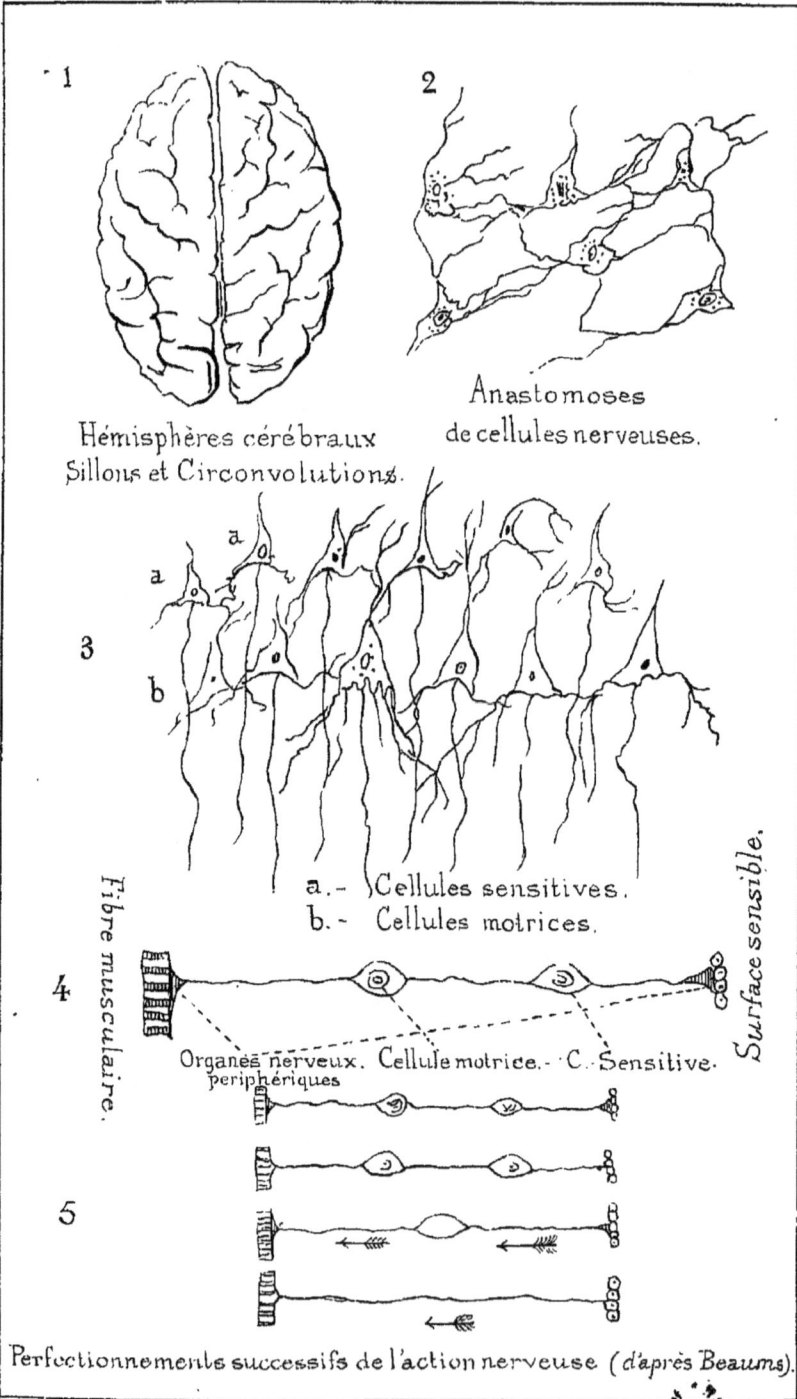

1

Hémisphères cérébraux
Sillons et Circonvolutions.

2

Anastomoses
de cellules nerveuses.

3

a.- Cellules sensitives.
b.- Cellules motrices.

Fibre musculaire.

4

Surface sensible.

Organes nerveux. Cellule motrice.- C. Sensitive.
periphériques

5

Perfectionnements successifs de l'action nerveuse (d'après Beaums).

PHÉNOMÈNES DE L'ATTENTION.

Pl. III.

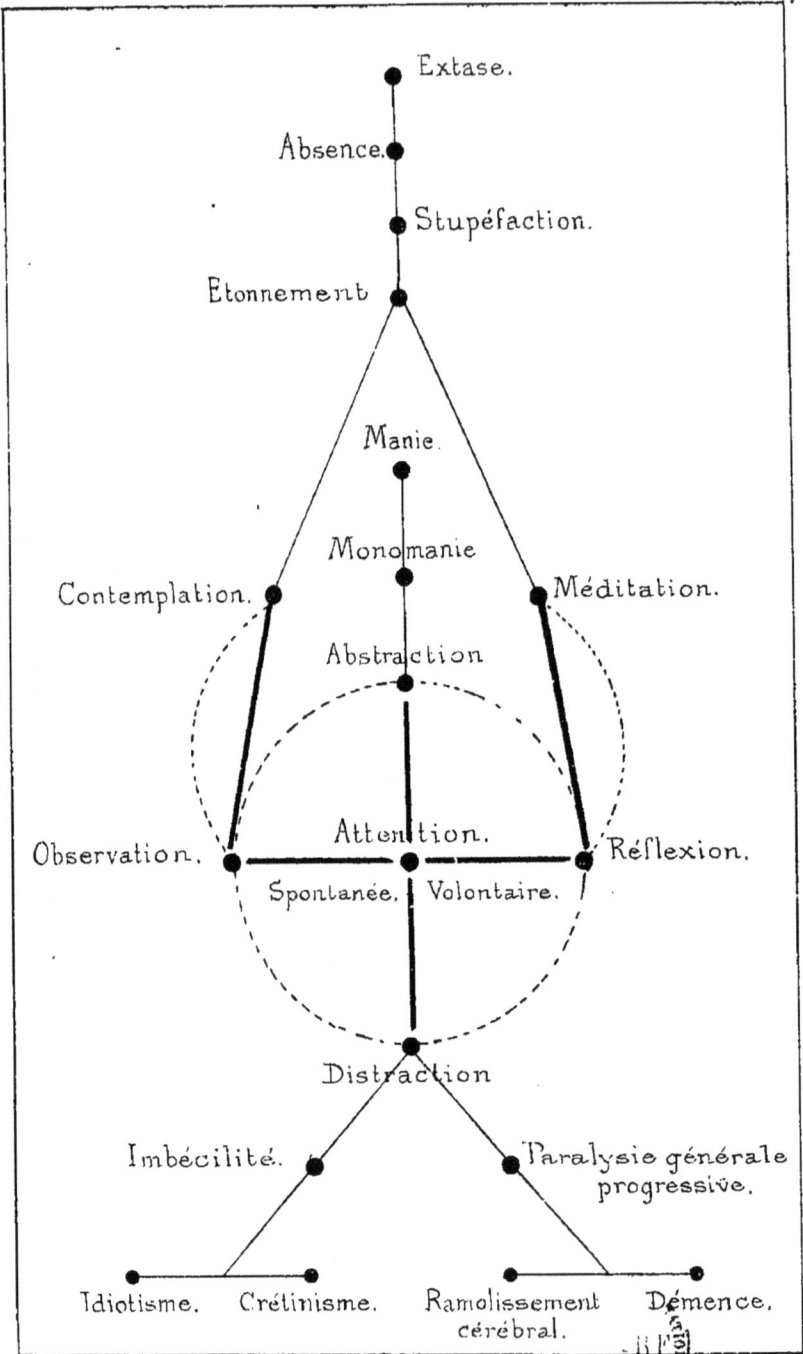

Extase.

Absence.

Stupéfaction.

Étonnement

Manie.

Monomanie

Contemplation.   Méditation.

Abstraction

Observation.   Attention.   Réflexion.

Spontanée.   Volontaire.

Distraction

Imbécilité.   Paralysie générale
progressive.

Idiotisme.   Crétinisme.   Ramolissement   Démence.
cérébral.

PHÉNOMÈNES DE L'ATTENTION.